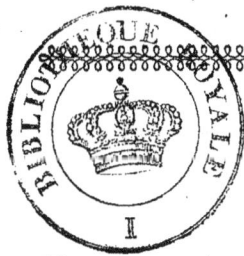

NOTICE

SUR

LA DYSENTERIE

QUI RÈGNE ÉPIDÉMIQUEMENT

DANS LES DÉPARTEMENTS DE LA MOSELLE ET DE LA MEUSE.

Formes sous lesquelles elle se présente.
le plus ordinairement.

**APPRÉCIATION DES DIFFÉRENTS MOYENS CURATIFS EMPLOYÉS
CONTRE CETTE MALADIE.**

En étudiant la question de la dysenterie, ce qui frappe d'abord, c'est le nombre des auteurs qui ont traité cette question, et les idées si différentes, émises par la plupart d'entre eux. Cette affection était connue des anciens, qui lui ont donné différents noms ; aujourd'hui on l'appelle *colite*, colite

1842

spécifique, entéro-colite; mais la dénomination la plus usitée est celle de *dysenterie.*

Pour donner une définition exacte d'une maladie, il faut qu'elle soit bien connue ; qu'elle ne se présente pas sous des formes si diverses ; que les auteurs soient d'accord sur sa pathogénie et sur ses altérations pathologiques.

Dans la dysenterie ces conditions sont loin d'être réunies : on comprend que les auteurs n'aient donné aucune définition exacte de cette maladie, et se soient contentés, pour la plupart, d'en décrire succinctement les principaux symptômes.

Elle ne peut être regardée comme l'inflammation aiguë du colon, arrivée à son plus haut degré d'intensité. Ce n'est pas plus une inflammation simple, que la fièvre typhoïde, la variole, la rougeole, la scarlatine, le croup, etc. La dysenterie est une inflammation, il est vrai, mais elle offre un cachet tout particulier qui nous échappe, ainsi que ses causes essentielles.

Aussi, suis-je bien convaincu que la connaissance de ces causes devra jeter une vive lumière sur le point de vue sous lequel on doit réellement l'envisager, et que c'est de ce côté surtout que doivent tendre les efforts du médecin.

Je dirai avec MM. L. Fleury et Marchessaux : « La dysenterie est une affection caractérisée par

» un besoin plus ou moins répété, quelquefois
» même continuel, d'aller à la selle, et donnant
» lieu à l'excrétion laborieuse et presque toujours
» peu abondante de matières muqueuses, vitrées,
» plus ou moins mélangées de sang ou d'un liquide
» sanguinolent. »

Causes apparentes. — La dysenterie, qui règne
d'une manière épidémique dans certaines localités
de la Lorraine, semble reconnaître pour cause
principale cette chaleur continuelle, intense, qui
s'est fait ressentir pendant tout l'été.

A cette cause générale viennent s'en ajouter
beaucoup d'autres, qui varient selon les lieux et
surtout selon les différentes constitutions des individus.

C'est ainsi que je puis établir en fait : que dans
plusieurs localités, les habitants n'avaient pour se
désaltérer qu'une eau malsaine, qu'ils trouvaient
au fond d'un puits presque tari ; et que souvent
même, au milieu de leurs occupations, ils s'em-
pressaient d'aller puiser dans un ruisseau ou dans
un fossé marécageux. Or, qu'en résultait-il ? que
cette eau presque tiède, corrompue, loin d'éteindre
leur soif, ne faisait que l'exciter, et les forçait,
pour ainsi dire, à en boire avec une nouvelle
avidité. En outre, autour de certains villages, et
quelquefois même dans leur intérieur, existent de

larges fosses, des cloaques, foyers infects d'où s'élèvent des miasmes putrides, que l'on peut regarder comme pouvant occasionner aussi la dysenterie. Joignez à ces causes une alimentation grossière, composée presque toujours de légumes et de fruits d'une mauvaise qualité, et peu propre à réparer leurs forces.

La maladie existant, elle se propage d'autant plus vite, que les individus se trouvent réunis en grand nombre dans un local peu spacieux, mal aéré, et qu'ils négligent de s'entourer de soins hygiéniques.

Ainsi j'ai pu remarquer dans une maison où se trouvaient plusieurs malades, qu'un seul vase était destiné à recevoir les déjections, et même qu'il était placé au milieu de la chambre. Les habitants de cette maison ont presque tous été atteints de la dysenterie, et, comme il était facile de le prévoir, la maladie a pris une forme grave.

L'humidité, qui a succédé brusquement aux chaleurs intenses et continues de l'été, doit être encore regardée comme une cause des progrès qu'a faits cette maladie.

Si dans certaines localités cette affection se montre avec une intensité plus grande que dans d'autres, la cause nous en est quelquefois révélée par l'étude de la topographie médicale, et par la connaissance

des habitudes adoptées par les habitants. Elle sévit
sur les individus de tout sexe et de tout âge.

Symptômes et marche. — Les symptômes de
cette affection varient suivant son intensité, et les
différentes formes sous lesquelles elle se présente.
Elle s'annonce par des douleurs vagues et quelquefois fixes dans l'abdomen, que la pression semble
soulager, dont la durée est de quatre à cinq jours.
Puis arrivent des borborygmes et le besoin d'aller
à la selle; la peau est sèche; la langue est large,
humide, ou la rougeur de ses bords n'est pas uni-
forme et peu prononcée. Les évacuations alvines
sont nombreuses, pénibles et douloureuses; le pouls
est petit, peu fréquent, rarement il est fort; le
malade est dans un abattement général.

J'ai vu plusieurs femmes chez qui le début de
la maladie coïncidait avec l'époque menstruelle.
Vers le huitième jour, les selles se répètent plus
souvent, la douleur qu'elles occasionnent est plus
vive; elles sont formées de matières liquides, d'un
mucus blanchâtre, vitré, sanguinolent, et leur
déjection est accompagnée d'un sentiment de cuisson et de chaleur vive à l'anus.

D'autres malades ne rendent que du sang, ce
qui, du reste, s'observe aussi dès le début. Les
selles sont quelquefois verdâtres, mêlées de stries
sanguinolentes. Les douleurs abdominales sont plus

vives, le ténesme et les épreintes continuent; les efforts constants que fait le malade, pour aller à la selle, l'épuisent, et ses forces l'abandonnent.

Dans beaucoup de cas, et je l'ai surtout remarqué dans le département de la Meuse, l'estomac est douloureux, il y a inflammation évidente de tout le tube digestif; mais les symptômes fébriles sont loin de répondre à ceux qu'une inflammation de tout l'organe détermine ordinairement.

Si rien n'arrête la marche de la maladie, tous les symptômes s'exaspèrent: la soif est vive, et à peine les boissons sont-elles ingérées que le besoin d'aller à la selle se fait sentir ; les matières excrétées sont plutôt séreuses que muqueuses, ordinairement rougeâtres, quelquefois brunes, noires, puriformes, mélangées; souvent d'une extrême fétidité, et involontaires, ce qui est d'un fâcheux pronostic.

Lorsque la terminaison doit être funeste, le délire survient, la langue est noire, la face prend un aspect cadavéreux, le ventre se gonfle ou s'affaisse, les douleurs abdominales disparaissent, les extrémités se refroidissent, le pouls est petit et insensible, et, enfin, la mort arrive après quinze à vingt jours de maladie.

La dysenterie est-elle de forme bénigne, le traitement vient-il modifier la marche de la maladie? alors, les douleurs abdominales diminuent, les

selles deviennent plus rares, moins sanguinolentes ;
les épreintes, le ténesme causent moins de douleur.
Les forces reviennent, et si l'appétit a disparu, quoi-
que dans cette forme il n'abandonne presque jamais
le malade, il redevient plus grand ; et c'est à cette
époque surtout que l'on doit surveiller le malade ;
sinon, les écarts de régime feraient prendre à la
maladie la forme chronique.

Les principaux caractères de la dysenterie chronique sont : cinq ou six évacuations par jour, suivies
d'une faiblesse et d'un malaise général très-pro-
noncé, et accompagnées, très-rarement, d'épreintes
et de cuisson; les déjections sont liquides, jaunes,
brunes, quelquefois sanguinolentes, mélangées de
pus; les douleurs semblent profondes, et dans un
certain nombre de cas elles sont fixes ; il y a peu
de fièvre.

Si la marche de la maladie est progressive, la
mort s'ensuit presque toujours.

On a remarqué chez différents malades que
l'affection s'est compliquée de méningite, de pneu-
monie, de fièvres intermittentes, et même de
fièvres pernicieuses.

Je ne chercherai pas à faire connaître quelles
sont les diverses altérations pathologiques que l'on
rencontre à la suite de la dysenterie, cette question
sortant du cadre que je me suis tracé.

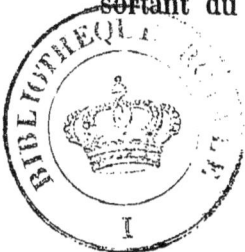

Traitement. — Tant de médications ont été
vantées contre la dysenterie, tant de moyens ont
été regardés comme spécifiques, qu'il me paraît
indispensable de parler des principaux. Mais, avant
d'entrer dans cette énumération, je vais parler des
conditions hygiéniques auxquelles doit se soumettre
le malade, et du régime alimentaire qu'il doit
suivre. Au début de la maladie, le premier soin
à observer est de placer le malade dans la chambre
la mieux disposée pour le renouvellement de l'air,
la plus spacieuse et la plus propre. S'il y a plusieurs malades dans la même maison, il faut éviter
de les réunir dans la même chambre, ou, au
moins, dans le même lit; avoir soin que les matières des déjections soient enfouies dans la terre,
et non jetées au milieu de la rue, comme cela se
fait imprudemment dans certaines localités. Le
médecin ne doit pas se lasser de recommander
aux malades l'exécution sévère de ses prescrip-
tions.

La diète doit être observée au début de la maladie: mais si, comme le veulent plusieurs praticiens, les malades sont privés d'aliments pendant
tout le cours de la maladie, il est à craindre que,
pressés par la faim, et trompant la vigilance de
leurs gardes, ils ne viennent à se gorger d'aliments, et ne rendent ainsi leur position beau-

coup plus grave. Il faut donc, avec quelques boissons, tromper leur faim. On peut aussi, je crois, sans danger, donner une très-légère alimentation aux malades, et l'on prendra de préférence le régime féculent, les bouillons gélatineux, les œufs frais.

Médication antiphlogistique. — La saignée générale a été regardée par plusieurs auteurs comme le spécifique de cette affection; mais, des faits mieux observés ont démontré que si l'on veut juguler la maladie, soit par des saignées répétées, soit par une saignée portée jusqu'à la syncope, comme l'a fait le docteur O'Halloran, à Gibraltar, soit encore par une seule saignée dès le début de la maladie, on n'obtiendra pas de résultats satisfaisants. Il ne faut pas, cependant, pour cela, rejeter entièrement la saignée, elle est indiquée dans un petit nombre de cas : lorsque le malade est fort, jeune, robuste, qu'il y a pléthore, et que l'état du pouls l'indique.

On doit recourir bien plus souvent aux saignées locales : l'application de sangsues à l'anus, sur le ventre, et celle des ventouses sur l'abdomen également, sont suivies de bons effets. On doit aussi appliquer des sangsues à la vulve et aux cuisses chez la femme, quand les règles se sont supprimées d'une manière brusque. Mais ce qu'il ne faut jamais oublier,

comme quelques médecins le font, c'est qu'il est
un degré de force nécessaire pour la résolution des
maladies, et un médecin prudent doit se montrer
avare du sang des malades, lorsque la convalescence
doit être longue.

Et qui ne sait que les évacuations sanguines, soit
générales, soit locales, lorsqu'elles sont portées à
outrance, rendent le sang plus fluide et favorisent
les hémorrhagies, qui sont d'autant plus à craindre
que se faisant dans ce cas par la partie malade, elles
sont regardées par le médecin ignorant comme signe
de l'inflammation et comme indication des anti-
phlogistiques, au lieu d'être considérées comme une
contre-indication.

Médication évacuante. — Parmi les vomitifs, il
n'y a que l'ipécacuanha et l'émétique qui soient ordinairement employés. Si les déjections sont abondantes, le premier est indiqué, le second l'est dans
le cas contraire. A l'ipécacuanha on associe l'opium,
le quinquina et quelquefois le calomel.

Les purgatifs ont aussi été administrés empirique-
ment, et semblent avoir réussi quand les autres
moyens avaient échoué. M. Bretonneau a traité beaucoup de ses malades par le sulfate de soude ou
de magnésie, d'autres emploient le nitrate de soude,
la rhubarbe; enfin, cette médication est peu suivie,
et la généralité des médecins la regardent comme

dangereuse; il y a cependant des cas que la sagacité du médecin lui fera connaître où elle est indiquée.

Médication stupéfiante. — Parmi les agents de cette médication, l'opium tient le premier rang: il a été administré sous toutes les formes, telles que pilules, extrait, laudanum. Il a été associé à presque tous les moyens qui ont été employés jusqu'ici. L'indication en est facile à saisir; il faut bien se garder de l'employer quand l'inflammation est vive, accompagnée de fièvre; lorsque les selles sont purement sanguinolentes, et qu'un sentiment de brûlure se fait ressentir dans le trajet du colon. On en retire de bons effets dans les cas de dysenterie où il y a peu de fièvre, peu de douleurs vives, des évacuations séreuses, abondantes, qui épuisent les malades. Tous les praticiens ne sont pas d'accord sur le choix de la préparation opiacée; les uns emploient le laudanum en potion et d'autres en lavement; les autres n'emploient que l'extrait gommeux; enfin, il y a des praticiens qui préfèrent donner l'opium brut.

J'ose exprimer ici mon opinion, et dire que les préparations opiacées sont surtout efficaces, lorsqu'elles sont administrées en lavements. Quant à l'emploi des têtes de pavot, elles peuvent donner lieu à des accidents, car le médecin ne peut pas déterminer d'une manière fixe la quantité de substance narcotique qui s'y trouve contenue. La jus-

quiame, la belladone, la noix vomique, ont eu leurs
partisans ; la morphine a été aussi employée par la
méthode endermique.

Médication tonique. — Autant les toniques sont
utiles dans certaines formes de dysenterie, autant
ils sont nuisibles dans les cas contraires. On doit bien
se garder d'ordonner ces médicaments dans la pé-
riode aiguë de la maladie, mais bien quand elle me-
nace de passer à l'état chronique, et qu'elle se présente sous la forme adynamique, ataxique, etc.,
surtout si le malade est affaissé et de constitution
lymphatique. Toutes les préparations de quinquina
ont été administrées, et par la généralité des médecins. La plupart des autres médicaments toniques
ont été employés, et chacun a ses prôneurs.

Les astringents ne doivent jamais être mis en usage
dans l'état aigu de la maladie. Il faut se montrer très-
circonspect dans leur emploi, même quand les
symptômes fébriles ont disparu ; car on comprend
qu'une sécrétion si abondante ne peut se tarir brusquement sans donner lieu assez souvent à des accidents graves. On retire un bon résultat de l'emploi
de ces agents thérapeutiques, quand la maladie est
passée à l'état chronique. Le ratanhia, le cachou,
l'alun, la rhubarbe, l'eau de chaux, etc., sont les
plus usités. On associe ordinairement l'opium à ces
préparations, et on en retire de très-bons effets.

Médicaments divers. — Les émollients ont été conseillés, en boissons, en lavements, en topiques. Un moyen sur lequel j'insisterai surtout, c'est l'emploi de l'albumine. Bien qu'il ne soit pas encore démontré que la dysenterie reconnaît pour cause une altération de l'albumine du sang, on doit dire que ce moyen a souvent réussi et réussit tous les jours. Il offre toutes les conditions désirables pour qu'on le recommande aux habitants de nos campagnes. En effet, il se trouve toujours à leur disposition ; sa préparation est facile, son administration est commode et agréable. On prend un kilogramme d'une infusion légère de feuilles d'oranger, on y mêle six blancs d'œuf, on agite le tout, et le malade en boit trois fois cette quantité dans l'espace de vingt-quatre heures, en ayant soin d'ajouter, chaque fois, du sucre ou du sirop. L'albumine est aussi prescrite en lavements : pour les préparer on prend une quantité suffisante de décoction de guimauve pour un demi-lavement, on y mêle trois ou quatre blancs d'œuf, on agite, et la recommandation expresse est faite au malade de le garder le plus long-temps possible. Dans les cas où les préparations opiacées sont indiquées, on peut ajouter huit à dix gouttes de laudanum de Sydenham dans chaque lavement, si le malade est un adulte ou un vieillard, ayant soin de n'en mettre que trois ou quatre gouttes pour les enfants. L'usage de l'albumine ne peut qu'être utile, et quand même les malades en abuseraient, ce serait sans danger pour l'économie. On ne doit laisser à leur disposition que la quantité de laudanum nécessaire pour un temps court et bien déterminé ; car, il y a quelques jours, sans l'intervention d'une personne prudente, un père aurait empoisonné sa fille en voulant, dans l'espoir de hâter sa guérison, lui faire prendre en une seule fois la quantité de laudanum qui lui avait été remise pour en faire usage pendant trois jours. Les lavements amidonnés sont aussi très-utiles.

J'ai vu dernièrement un de mes confrères, vieux praticien, dont la clientèle à la campagne est très-étendue, qui emploie surtout ces moyens, et il n'a qu'à se louer de leur résultat. Les grands bains sont aussi fort utiles, parce qu'ils favorisent la transpiration, mais on ne doit pas en faire un trop fréquent usage.

Les diaphorétiques ont été regardés par quelques médecins comme des spécifiques de cette affection, mais le temps a fait justice de cette prétention. Les mercuriaux à haute dose ont été administrés, même au début de la maladie. On doit employer le camphre, le musc, l'éther, surtout chez les femmes nerveuses, lorsque les malades sont tombés dans l'adynamie, ou qu'il se présente des symptômes nerveux. Bien d'autres moyens ont été conseillés, mais ils sont rarement mis en usage et ne méritent pas d'être cités dans ce court exposé.

Parmi les moyens externes, les cataplasmes émollients, les frictions, les embrocations avec l'huile d'amande douce, de camomille ; avec le camphre, le laudanum, l'ammoniaque sont recommandés. Dans certains cas, où les évacuations alvines ou même les menstrues s'arrêtent tout-à-coup, qu'il y a délire sans fièvre intense, on obtient un bon résultat de l'application sur l'abdomen d'un large vésicatoire volant, de la pommade d'Autenrieth. Il en est de même dans la dysenterie chronique.

Les irrigations continues d'eau froide sur l'abdomen, les lavements froids souvent répétés, me semblent dangereux, et doivent être rejetés jusqu'à ce que des médecins instruits et consciencieux aient pu apprécier, par des observations nombreuses et authentiques, l'efficacité de ces moyens.

WARIN,
D. M. P.

METZ. — Imprimerie de S. LAMORT, rue du Palais, 10.

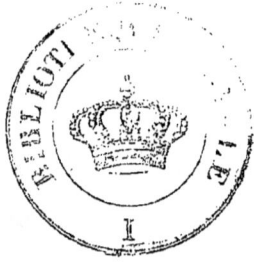

www.ingramcontent.com/pod-product-compliance
Lightning Source LLC
Chambersburg PA
CBHW050411210326
41520CB00020B/6545